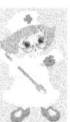 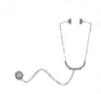

FICHE D'ENREGISTREMENT DES SIGNES VITAUX DU PATIENT

- **Nom :**
- **Date de naissance :**
- **Diagnotic :**
- **Contact d'urgence :**

Notes/ commentaires :

Médecin traitant :
N° de tel :

Date / heure	Poids	Pouls	Tension	Température	Respiration	Niveau douleur 1-10

Liste des médicaments

DOSSIER MEDICAL - NOM DU PATIENT

Nom - Prénom		Commentaires Médecin
Date & heure	Observations	

Notes complémentaires

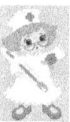 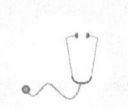

FICHE D'ENREGISTREMENT DES SIGNES VITAUX DU PATIENT

- **Nom :**
- **Date de naissance :**
- **Diagnotic :**
- **Contact d'urgence :**

Notes/ commentaires :

Médecin traitant :
N° de tel :

Date / heure	Poids	Pouls	Tension	Température	Respiration	Niveau douleur 1-10

Liste des médicaments

DOSSIER MEDICAL - NOM DU PATIENT

Nom - Prénom	
Date & heure	Observations

Commentaires Médecin

Notes complémentaires

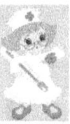 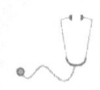

FICHE D'ENREGISTREMENT DES SIGNES VITAUX DU PATIENT

- **Nom :**
- **Date de naissance :**
- **Diagnotic :**
- **Contact d'urgence :**

Notes/ commentaires :

Médecin traitant :
N° de tel :

Date / heure	Poids	Pouls	Tension	Température	Respiration	Niveau douleur 1-10

Liste des médicaments

DOSSIER MEDICAL - NOM DU PATIENT

Nom - Prénom		Commentaires Médecin
Date & heure	Observations	

Notes complémentaires

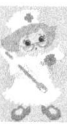 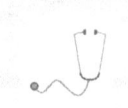

FICHE D'ENREGISTREMENT DES SIGNES VITAUX DU PATIENT

- **Nom :**
- **Date de naissance :**
- **Diagnotic :**
- **Contact d'urgence :**

Notes/ commentaires :

Médecin traitant :
N° de tel :

Date / heure	Poids	Pouls	Tension	Température	Respiration	Niveau douleur 1-10

Liste des médicaments

DOSSIER MEDICAL - NOM DU PATIENT

Nom - Prénom		Commentaires Médecin
Date & heure	Observations	

Notes complémentaires

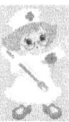
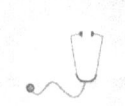

FICHE D'ENREGISTREMENT DES SIGNES VITAUX DU PATIENT

- **Nom :**
- **Date de naissance :**
- **Diagnotic :**
- **Contact d'urgence :**

Notes/ commentaires :

Médecin traitant :
N° de tel :

Date / heure	Poids	Pouls	Tension	Température	Respiration	Niveau douleur 1-10

Liste des médicaments

DOSSIER MEDICAL - NOM DU PATIENT

Nom - Prénom		Commentaires Médecin
Date & heure	Observations	

Notes complémentaires

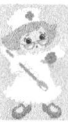
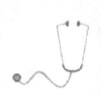

FICHE D'ENREGISTREMENT DES SIGNES VITAUX DU PATIENT

- **Nom :**
- **Date de naissance :**
- **Diagnotic :**
- **Contact d'urgence :**

Notes/ commentaires :

Médecin traitant :
N° de tel :

Date / heure	Poids	Pouls	Tension	Température	Respiration	Niveau douleur 1-10

Liste des médicaments

DOSSIER MEDICAL - NOM DU PATIENT

Nom - Prénom		Commentaires Médecin
Date & heure	Observations	

Notes complémentaires

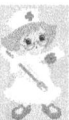 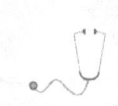

FICHE D'ENREGISTREMENT DES SIGNES VITAUX DU PATIENT

- **Nom :**
- **Date de naissance :**
- **Diagnotic :**
- **Contact d'urgence :**

Notes/ commentaires :

Médecin traitant :
N° de tel :

Date / heure	Poids	Pouls	Tension	Température	Respiration	Niveau douleur 1-10

Liste des médicaments

DOSSIER MEDICAL - NOM DU PATIENT

Nom - Prénom	
Date & heure	Observations

Commentaires Médecin

Notes complémentaires

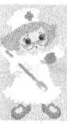 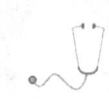

FICHE D'ENREGISTREMENT DES SIGNES VITAUX DU PATIENT

- **Nom :**
- **Date de naissance :**
- **Diagnotic :**
- **Contact d'urgence :**

Notes/ commentaires :

Médecin traitant :
N° de tel :

Date / heure	Poids	Pouls	Tension	Température	Respiration	Niveau douleur 1-10

Liste des médicaments

DOSSIER MEDICAL - NOM DU PATIENT

Nom - Prénom		Commentaires Médecin
Date & heure	Observations	

Notes complémentaires

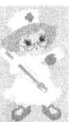 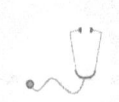

FICHE D'ENREGISTREMENT DES SIGNES VITAUX DU PATIENT

- **Nom :**
- **Date de naissance :**
- **Diagnotic :**
- **Contact d'urgence :**

Notes/ commentaires :

Médecin traitant :
N° de tel :

Date / heure	Poids	Pouls	Tension	Température	Respiration	Niveau douleur 1-10

Liste des médicaments

DOSSIER MEDICAL - NOM DU PATIENT

Nom - Prénom		Commentaires Médecin
Date & heure	Observations	

Notes complémentaires

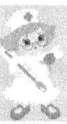 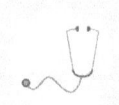

FICHE D'ENREGISTREMENT DES SIGNES VITAUX DU PATIENT

- **Nom :**
- **Date de naissance :**
- **Diagnotic :**
- **Contact d'urgence :**

Notes/ commentaires :

Médecin traitant :
N° de tel :

Date / heure	Poids	Pouls	Tension	Température	Respiration	Niveau douleur 1-10

Liste des médicaments

DOSSIER MEDICAL - NOM DU PATIENT

Nom - Prénom

Date & heure	Observations

Commentaires Médecin

Notes complémentaires

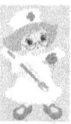 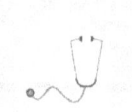

FICHE D'ENREGISTREMENT DES SIGNES VITAUX DU PATIENT

- **Nom :**
- **Date de naissance :**
- **Diagnotic :**
- **Contact d'urgence :**

Notes/ commentaires :

Médecin traitant :
N° de tel :

Date / heure	Poids	Pouls	Tension	Température	Respiration	Niveau douleur 1-10

Liste des médicaments

DOSSIER MEDICAL - NOM DU PATIENT

Nom - Prénom		Commentaires Médecin
Date & heure	Observations	

Notes complémentaires

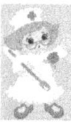

FICHE D'ENREGISTREMENT DES SIGNES VITAUX DU PATIENT

- **Nom :**
- **Date de naissance :**
- **Diagnotic :**
- **Contact d'urgence :**

Notes/ commentaires :

Médecin traitant :
N° de tel :

Date / heure	Poids	Pouls	Tension	Température	Respiration	Niveau douleur 1-10

Liste des médicaments

DOSSIER MEDICAL - NOM DU PATIENT

Nom - Prénom		Commentaires Médecin
Date & heure	Observations	

Notes complémentaires

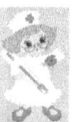
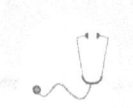

FICHE D'ENREGISTREMENT DES SIGNES VITAUX DU PATIENT

- **Nom :**
- **Date de naissance :**
- **Diagnotic :**
- **Contact d'urgence :**

Notes/ commentaires :

Médecin traitant :
N° de tel :

Date / heure	Poids	Pouls	Tension	Température	Respiration	Niveau douleur 1-10

Liste des médicaments

DOSSIER MEDICAL - NOM DU PATIENT

Nom - Prénom		Commentaires Médecin
Date & heure	Observations	

Notes complémentaires

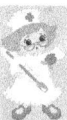
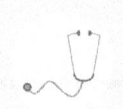

FICHE D'ENREGISTREMENT DES SIGNES VITAUX DU PATIENT

- **Nom :**
- **Date de naissance :**
- **Diagnotic :**
- **Contact d'urgence :**

Notes/ commentaires :

Médecin traitant :
N° de tel :

Date / heure	Poids	Pouls	Tension	Température	Respiration	Niveau douleur 1-10

Liste des médicaments

DOSSIER MEDICAL - NOM DU PATIENT

Nom - Prénom		Commentaires Médecin
Date & heure	Observations	

Notes complémentaires

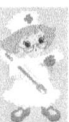
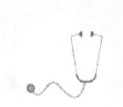

FICHE D'ENREGISTREMENT DES SIGNES VITAUX DU PATIENT

- **Nom :**
- **Date de naissance :**
- **Diagnotic :**
- **Contact d'urgence :**

Notes/ commentaires :

Médecin traitant :
N° de tel :

Date / heure	Poids	Pouls	Tension	Température	Respiration	Niveau douleur 1-10

Liste des médicaments

DOSSIER MEDICAL - NOM DU PATIENT

Nom - Prénom		Commentaires Médecin
Date & heure	Observations	

Notes complémentaires

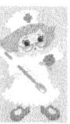

FICHE D'ENREGISTREMENT DES SIGNES VITAUX DU PATIENT

- **Nom :**
- **Date de naissance :**
- **Diagnotic :**
- **Contact d'urgence :**

Notes/ commentaires :

Médecin traitant :
N° de tel :

Date / heure	Poids	Pouls	Tension	Température	Respiration	Niveau douleur 1-10

Liste des médicaments

DOSSIER MEDICAL - NOM DU PATIENT

Nom - Prénom		Commentaires Médecin
Date & heure	Observations	

Notes complémentaires

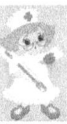
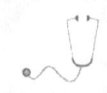

FICHE D'ENREGISTREMENT DES SIGNES VITAUX DU PATIENT

- **Nom :**
- **Date de naissance :**
- **Diagnotic :**
- **Contact d'urgence :**

Notes/ commentaires :

Médecin traitant :
N° de tel :

Date / heure	Poids	Pouls	Tension	Température	Respiration	Niveau douleur 1-10

Liste des médicaments

DOSSIER MEDICAL - NOM DU PATIENT

Nom - Prénom		Commentaires Médecin
Date & heure	Observations	

Notes complémentaires

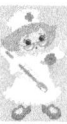 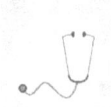

FICHE D'ENREGISTREMENT DES SIGNES VITAUX DU PATIENT

- **Nom :**
- **Date de naissance :**
- **Diagnotic :**
- **Contact d'urgence :**

Notes/ commentaires :

Médecin traitant :
N° de tel :

Date / heure	Poids	Pouls	Tension	Température	Respiration	Niveau douleur 1-10

Liste des médicaments

DOSSIER MEDICAL - NOM DU PATIENT

Nom - Prénom		Commentaires Médecin
Date & heure	Observations	

Notes complémentaires

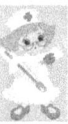
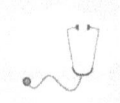

FICHE D'ENREGISTREMENT DES SIGNES VITAUX DU PATIENT

- **Nom :**
- **Date de naissance :**
- **Diagnotic :**
- **Contact d'urgence :**

Notes/ commentaires :

Médecin traitant :
N° de tel :

Date / heure	Poids	Pouls	Tension	Température	Respiration	Niveau douleur 1-10

Liste des médicaments

DOSSIER MEDICAL - NOM DU PATIENT

Nom - Prénom		Commentaires Médecin
Date & heure	Observations	

Notes complémentaires

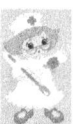
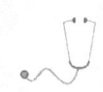

FICHE D'ENREGISTREMENT DES SIGNES VITAUX DU PATIENT

- **Nom :**
- **Date de naissance :**
- **Diagnotic :**
- **Contact d'urgence :**

Notes/ commentaires :

Médecin traitant :
N° de tel :

Date / heure	Poids	Pouls	Tension	Température	Respiration	Niveau douleur 1-10

Liste des médicaments

DOSSIER MEDICAL - NOM DU PATIENT

Nom - Prénom		Commentaires Médecin
Date & heure	Observations	

Notes complémentaires

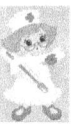 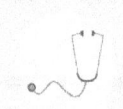

FICHE D'ENREGISTREMENT DES SIGNES VITAUX DU PATIENT

- **Nom :**
- **Date de naissance :**
- **Diagnotic :**
- **Contact d'urgence :**

Notes/ commentaires :

Médecin traitant :
N° de tel :

Date / heure	Poids	Pouls	Tension	Température	Respiration	Niveau douleur 1-10

Liste des médicaments

DOSSIER MEDICAL - NOM DU PATIENT

Nom - Prénom		Commentaires Médecin
Date & heure	Observations	

Notes complémentaires

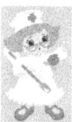
FICHE D'ENREGISTREMENT DES SIGNES VITAUX DU PATIENT
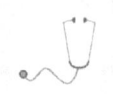

- **Nom :**
- **Date de naissance :**
- **Diagnotic :**
- **Contact d'urgence :**

Notes/ commentaires :

Médecin traitant :
N° de tel :

Date / heure	Poids	Pouls	Tension	Température	Respiration	Niveau douleur 1-10

Liste des médicaments

DOSSIER MEDICAL - NOM DU PATIENT

Nom - Prénom		Commentaires Médecin
Date & heure	Observations	

Notes complémentaires

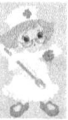 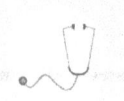

FICHE D'ENREGISTREMENT DES SIGNES VITAUX DU PATIENT

- **Nom :**
- **Date de naissance :**
- **Diagnotic :**
- **Contact d'urgence :**

Notes/ commentaires :

Médecin traitant :
N° de tel :

Date / heure	Poids	Pouls	Tension	Température	Respiration	Niveau douleur 1-10

Liste des médicaments

DOSSIER MEDICAL - NOM DU PATIENT

Nom - Prénom		Commentaires Médecin
Date & heure	**Observations**	

Notes complémentaires

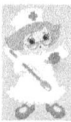
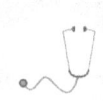

FICHE D'ENREGISTREMENT DES SIGNES VITAUX DU PATIENT

- **Nom :**
- **Date de naissance :**
- **Diagnotic :**
- **Contact d'urgence :**

Notes/ commentaires :

Médecin traitant :
N° de tel :

Date / heure	Poids	Pouls	Tension	Température	Respiration	Niveau douleur 1-10

Liste des médicaments

DOSSIER MEDICAL - NOM DU PATIENT

Nom - Prénom		Commentaires Médecin
Date & heure	Observations	

Notes complémentaires

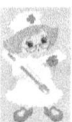
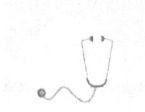

FICHE D'ENREGISTREMENT DES SIGNES VITAUX DU PATIENT

- **Nom :**
- **Date de naissance :**
- **Diagnotic :**
- **Contact d'urgence :**

Notes/ commentaires :

Médecin traitant :
N° de tel :

Date / heure	Poids	Pouls	Tension	Température	Respiration	Niveau douleur 1-10

Liste des médicaments

DOSSIER MEDICAL - NOM DU PATIENT

Nom - Prénom		Commentaires Médecin
Date & heure	Observations	

Notes complémentaires

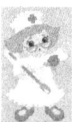 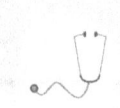

FICHE D'ENREGISTREMENT DES SIGNES VITAUX DU PATIENT

- **Nom :**
- **Date de naissance :**
- **Diagnotic :**
- **Contact d'urgence :**

Notes/ commentaires :

Médecin traitant :
N° de tel :

Date / heure	Poids	Pouls	Tension	Température	Respiration	Niveau douleur 1-10

Liste des médicaments

DOSSIER MEDICAL - NOM DU PATIENT

Nom - Prénom	
Date & heure	Observations

Commentaires Médecin

Notes complémentaires

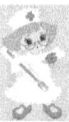 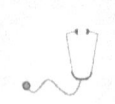

FICHE D'ENREGISTREMENT DES SIGNES VITAUX DU PATIENT

- **Nom :**
- **Date de naissance :**
- **Diagnotic :**
- **Contact d'urgence :**

Notes/ commentaires :

Médecin traitant :
N° de tel :

Date / heure	Poids	Pouls	Tension	Température	Respiration	Niveau douleur 1-10

Liste des médicaments

DOSSIER MEDICAL - NOM DU PATIENT

Nom - Prénom		Commentaires Médecin
Date & heure	Observations	

Notes complémentaires

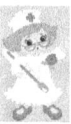
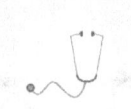

FICHE D'ENREGISTREMENT DES SIGNES VITAUX DU PATIENT

- **Nom :**
- **Date de naissance :**
- **Diagnotic :**
- **Contact d'urgence :**

Notes/ commentaires :

Médecin traitant :
N° de tel :

Date / heure	Poids	Pouls	Tension	Température	Respiration	Niveau douleur 1-10

Liste des médicaments

DOSSIER MEDICAL - NOM DU PATIENT

Nom - Prénom	
Date & heure	Observations

Commentaires Médecin

Notes complémentaires

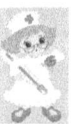
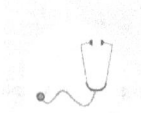

FICHE D'ENREGISTREMENT DES SIGNES VITAUX DU PATIENT

- **Nom :**
- **Date de naissance :**
- **Diagnotic :**
- **Contact d'urgence :**

Notes/ commentaires :

Médecin traitant :
N° de tel :

Date / heure	Poids	Pouls	Tension	Température	Respiration	Niveau douleur 1-10

Liste des médicaments

DOSSIER MEDICAL - NOM DU PATIENT

Nom - Prénom		Commentaires Médecin
Date & heure	Observations	

Notes complémentaires

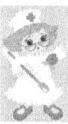 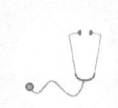

FICHE D'ENREGISTREMENT DES SIGNES VITAUX DU PATIENT

- **Nom :**
- **Date de naissance :**
- **Diagnotic :**
- **Contact d'urgence :**

Notes/ commentaires :

Médecin traitant :
N° de tel :

Date / heure	Poids	Pouls	Tension	Température	Respiration	Niveau douleur 1-10

Liste des médicaments

DOSSIER MEDICAL - NOM DU PATIENT

Nom - Prénom

Date & heure	Observations

Commentaires Médecin

Notes complémentaires

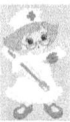
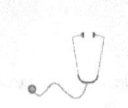

FICHE D'ENREGISTREMENT DES SIGNES VITAUX DU PATIENT

- **Nom :**
- **Date de naissance :**
- **Diagnotic :**
- **Contact d'urgence :**

Notes/ commentaires :

Médecin traitant :
N° de tel :

Date / heure	Poids	Pouls	Tension	Température	Respiration	Niveau douleur 1-10

Liste des médicaments

DOSSIER MEDICAL - NOM DU PATIENT

Nom - Prénom		Commentaires Médecin
Date & heure	Observations	

Notes complémentaires

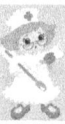
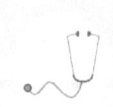

FICHE D'ENREGISTREMENT DES SIGNES VITAUX DU PATIENT

- **Nom :**
- **Date de naissance :**
- **Diagnotic :**
- **Contact d'urgence :**

Notes/ commentaires :

Médecin traitant :
N° de tel :

Date / heure	Poids	Pouls	Tension	Température	Respiration	Niveau douleur 1-10

Liste des médicaments

DOSSIER MEDICAL - NOM DU PATIENT

Nom - Prénom		Commentaires Médecin
Date & heure	Observations	

Notes complémentaires

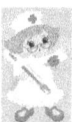
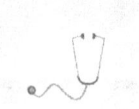

FICHE D'ENREGISTREMENT DES SIGNES VITAUX DU PATIENT

- **Nom :**
- **Date de naissance :**
- **Diagnotic :**
- **Contact d'urgence :**

Notes/ commentaires :

Médecin traitant :
N° de tel :

Date / heure	Poids	Pouls	Tension	Température	Respiration	Niveau douleur 1-10

Liste des médicaments

DOSSIER MEDICAL - NOM DU PATIENT

Nom - Prénom		Commentaires Médecin
Date & heure	Observations	

Notes complémentaires

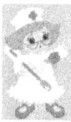 

FICHE D'ENREGISTREMENT DES SIGNES VITAUX DU PATIENT

- **Nom :**
- **Date de naissance :**
- **Diagnotic :**
- **Contact d'urgence :**

Notes/ commentaires :

Médecin traitant :
N° de tel :

Date / heure	Poids	Pouls	Tension	Température	Respiration	Niveau douleur 1-10

Liste des médicaments

DOSSIER MEDICAL - NOM DU PATIENT

Nom - Prénom		Commentaires Médecin
Date & heure	Observations	

Notes complémentaires

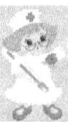 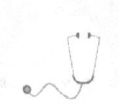

FICHE D'ENREGISTREMENT DES SIGNES VITAUX DU PATIENT

- **Nom :**
- **Date de naissance :**
- **Diagnotic :**
- **Contact d'urgence :**

Notes/ commentaires :

Médecin traitant :
N° de tel :

Date / heure	Poids	Pouls	Tension	Température	Respiration	Niveau douleur 1-10

Liste des médicaments

DOSSIER MEDICAL - NOM DU PATIENT

Nom - Prénom	
Date & heure	**Observations**

Commentaires Médecin

Notes complémentaires

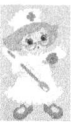

FICHE D'ENREGISTREMENT DES SIGNES VITAUX DU PATIENT

- **Nom :**
- **Date de naissance :**
- **Diagnotic :**
- **Contact d'urgence :**

Notes/ commentaires :

Médecin traitant :
N° de tel :

Date / heure	Poids	Pouls	Tension	Température	Respiration	Niveau douleur 1-10

Liste des médicaments

DOSSIER MEDICAL - NOM DU PATIENT

Nom - Prénom	
Date & heure	Observations

Commentaires Médecin

Notes complémentaires

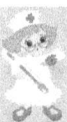 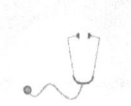

FICHE D'ENREGISTREMENT DES SIGNES VITAUX DU PATIENT

- **Nom :**
- **Date de naissance :**
- **Diagnotic :**
- **Contact d'urgence :**

Notes/ commentaires :

Médecin traitant :
N° de tel :

Date / heure	Poids	Pouls	Tension	Température	Respiration	Niveau douleur 1-10

Liste des médicaments

DOSSIER MEDICAL - NOM DU PATIENT

Nom - Prénom		Commentaires Médecin
Date & heure	Observations	

Notes complémentaires

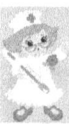 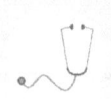

FICHE D'ENREGISTREMENT DES SIGNES VITAUX DU PATIENT

- **Nom :**
- **Date de naissance :**
- **Diagnotic :**
- **Contact d'urgence :**

Notes/ commentaires :

Médecin traitant :
N° de tel :

Date / heure	Poids	Pouls	Tension	Température	Respiration	Niveau douleur 1-10

Liste des médicaments

DOSSIER MEDICAL - NOM DU PATIENT

Nom - Prénom	
Date & heure	Observations

Commentaires Médecin

Notes complémentaires

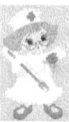
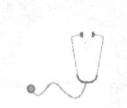

FICHE D'ENREGISTREMENT DES SIGNES VITAUX DU PATIENT

- **Nom :**
- **Date de naissance :**
- **Diagnotic :**
- **Contact d'urgence :**

Notes/ commentaires :

Médecin traitant :
N° de tel :

Date / heure	Poids	Pouls	Tension	Température	Respiration	Niveau douleur 1-10

Liste des médicaments

DOSSIER MEDICAL - NOM DU PATIENT

Nom - Prénom		Commentaires Médecin
Date & heure	**Observations**	

Notes complémentaires

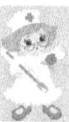 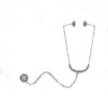

FICHE D'ENREGISTREMENT DES SIGNES VITAUX DU PATIENT

- **Nom :**
- **Date de naissance :**
- **Diagnotic :**
- **Contact d'urgence :**

Notes/ commentaires :

Médecin traitant :
N° de tel :

Date / heure	Poids	Pouls	Tension	Température	Respiration	Niveau douleur 1-10

Liste des médicaments

DOSSIER MEDICAL - NOM DU PATIENT

Nom - Prénom		Commentaires Médecin
Date & heure	Observations	

Notes complémentaires

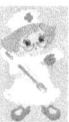 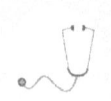

FICHE D'ENREGISTREMENT DES SIGNES VITAUX DU PATIENT

- **Nom :**
- **Date de naissance :**
- **Diagnotic :**
- **Contact d'urgence :**

Notes/ commentaires :

Médecin traitant :
N° de tel :

Date / heure	Poids	Pouls	Tension	Température	Respiration	Niveau douleur 1-10

Liste des médicaments

DOSSIER MEDICAL - NOM DU PATIENT

Nom - Prénom

Date & heure	Observations

Commentaires Médecin

Notes complémentaires

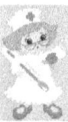
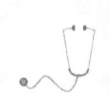

FICHE D'ENREGISTREMENT DES SIGNES VITAUX DU PATIENT

- **Nom :**
- **Date de naissance :**
- **Diagnotic :**
- **Contact d'urgence :**

Notes/ commentaires :

Médecin traitant :
N° de tel :

Date / heure	Poids	Pouls	Tension	Température	Respiration	Niveau douleur 1-10

Liste des médicaments

DOSSIER MEDICAL - NOM DU PATIENT

Nom - Prénom		Commentaires Médecin
Date & heure	Observations	

Notes complémentaires

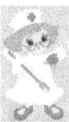
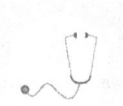

FICHE D'ENREGISTREMENT DES SIGNES VITAUX DU PATIENT

- **Nom :**
- **Date de naissance :**
- **Diagnotic :**
- **Contact d'urgence :**

Notes/ commentaires :

Médecin traitant :
N° de tel :

Date / heure	Poids	Pouls	Tension	Température	Respiration	Niveau douleur 1-10

Liste des médicaments

DOSSIER MEDICAL - NOM DU PATIENT

Nom - Prénom		Commentaires Médecin
Date & heure	Observations	

Notes complémentaires

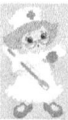 

FICHE D'ENREGISTREMENT DES SIGNES VITAUX DU PATIENT

- **Nom :**
- **Date de naissance :**
- **Diagnotic :**
- **Contact d'urgence :**

Notes/ commentaires :

Médecin traitant :
N° de tel :

Date / heure	Poids	Pouls	Tension	Température	Respiration	Niveau douleur 1-10

Liste des médicaments

DOSSIER MEDICAL - NOM DU PATIENT

Nom - Prénom		Commentaires Médecin
Date & heure	Observations	

Notes complémentaires

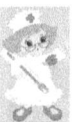
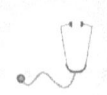

FICHE D'ENREGISTREMENT DES SIGNES VITAUX DU PATIENT

- **Nom :**
- **Date de naissance :**
- **Diagnotic :**
- **Contact d'urgence :**

Notes/ commentaires :

Médecin traitant :
N° de tel :

Date / heure	Poids	Pouls	Tension	Température	Respiration	Niveau douleur 1-10

Liste des médicaments

DOSSIER MEDICAL - NOM DU PATIENT

Nom - Prénom		Commentaires Médecin
Date & heure	**Observations**	

Notes complémentaires

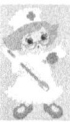
FICHE D'ENREGISTREMENT DES SIGNES VITAUX DU PATIENT
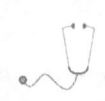

- **Nom :**
- **Date de naissance :**
- **Diagnotic :**
- **Contact d'urgence :**

Notes/ commentaires :

Médecin traitant :
N° de tel :

Date / heure	Poids	Pouls	Tension	Température	Respiration	Niveau douleur 1-10

Liste des médicaments

DOSSIER MEDICAL - NOM DU PATIENT

Nom - Prénom		Commentaires Médecin
Date & heure	Observations	

Notes complémentaires

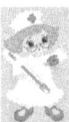 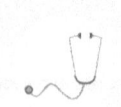

FICHE D'ENREGISTREMENT DES SIGNES VITAUX DU PATIENT

- **Nom :**
- **Date de naissance :**
- **Diagnotic :**
- **Contact d'urgence :**

Notes/ commentaires :

Médecin traitant :
N° de tel :

Date / heure	Poids	Pouls	Tension	Température	Respiration	Niveau douleur 1-10

Liste des médicaments

DOSSIER MEDICAL - NOM DU PATIENT

Nom - Prénom		Commentaires Médecin
Date & heure	**Observations**	

Notes complémentaires

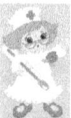
FICHE D'ENREGISTREMENT DES SIGNES VITAUX DU PATIENT

- **Nom :**
- **Date de naissance :**
- **Diagnotic :**
- **Contact d'urgence :**

Notes/ commentaires :

Médecin traitant :
N° de tel :

Date / heure	Poids	Pouls	Tension	Température	Respiration	Niveau douleur 1-10

Liste des médicaments

DOSSIER MEDICAL - NOM DU PATIENT

Nom - Prénom

Date & heure	Observations

Commentaires Médecin

Notes complémentaires

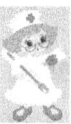
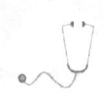

FICHE D'ENREGISTREMENT DES SIGNES VITAUX DU PATIENT

- **Nom :**
- **Date de naissance :**
- **Diagnotic :**
- **Contact d'urgence :**

Notes/ commentaires :

Médecin traitant :
N° de tel :

Date / heure	Poids	Pouls	Tension	Température	Respiration	Niveau douleur 1-10

Liste des médicaments

DOSSIER MEDICAL - NOM DU PATIENT

Nom - Prénom		Commentaires Médecin
Date & heure	Observations	

Notes complémentaires

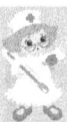 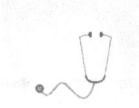

FICHE D'ENREGISTREMENT DES SIGNES VITAUX DU PATIENT

- **Nom :**
- **Date de naissance :**
- **Diagnotic :**
- **Contact d'urgence :**

Notes/ commentaires :

Médecin traitant :
N° de tel :

Date / heure	Poids	Pouls	Tension	Température	Respiration	Niveau douleur 1-10

Liste des médicaments

DOSSIER MEDICAL - NOM DU PATIENT

Nom - Prénom		Commentaires Médecin
Date & heure	Observations	

Notes complémentaires

www.ingramcontent.com/pod-product-compliance
Lightning Source LLC
Chambersburg PA
CBHW080509220526
45465CB00006B/2421